Renate Sültz & Uwe H. Sültz

Mein Gesundheitstagebuch
XXL

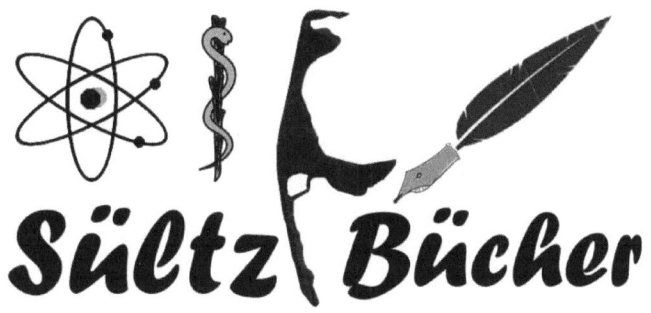

BoD - Books on Demand

Norderstedt 2018

Bibliografische Information durch die Deutsche Nationalbibliothek

Die Deutsche Nationalbibliothek verzeichnet diese Publikation in der Deutschen Nationalbibliografie; detaillierte bibliografische Daten sind im Internet über http://dnb.dnb.de abrufbar.

Herstellung und Verlag:

BoD – Books on Demand, Norderstedt

ISBN 9-78374-6-07559-4

Vielleicht könnten Sie auch folgende Planer/Tagebücher interessieren:

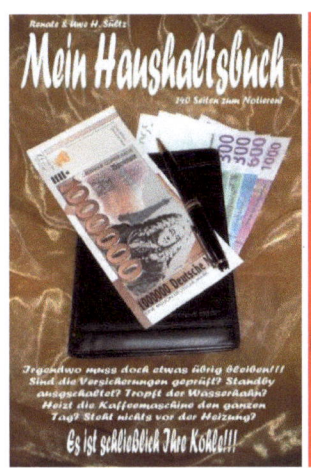 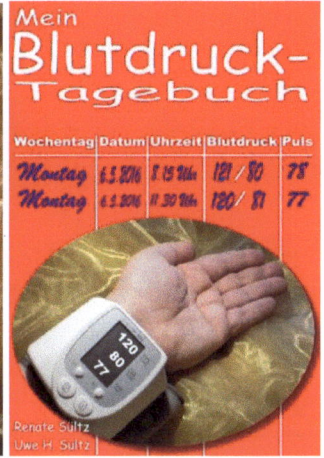 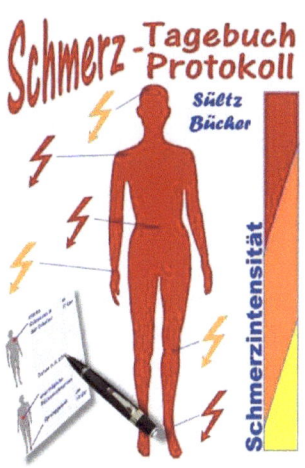

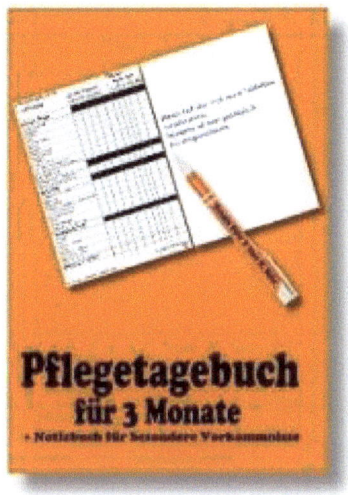 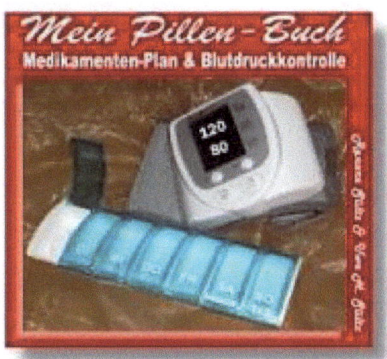

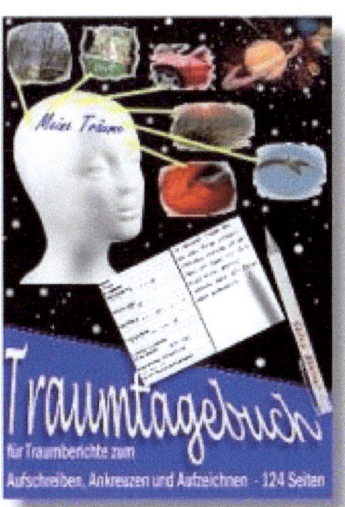 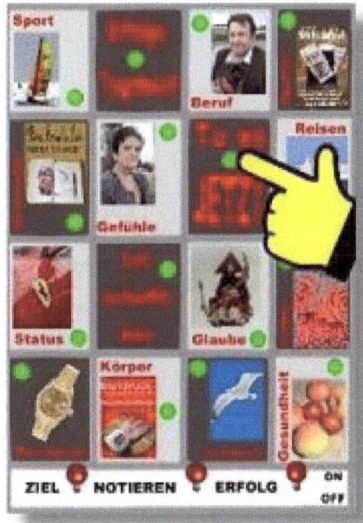

Weitere Tage- und Notizbücher sind erhältlich, wie:
Pflegetagebücher, Traumtagebücher, Medikamenten-
planer, Erfolgstagebücher, Jahreskalender, Bild-
bände, Gedichte, Kochbücher und Kurzgeschichten.

Persönliche Daten

Name

Straße

PLZ/Ort

Telefon

BITTE VON IHREM ARZT AUSFÜLLEN

Therapie für Ihre Insulinbehandlung

Zielwerte	Korrektur-Regeln	BE/KE-Faktoren
morgens		
mittags		
abends		
spät		

Normalinsulin	kurzwirkende Analoga
Verzögerungsinsulin	langwirkende Analoga

Therapie für Tablettenbehandlung

Medikamente	morgens vor-zu-nach- dem Essen	mittags vor-zu-nach- dem Essen	abends vor-zu-nach- dem Essen	spät

Blutdruck-Kontrolle: Uhrzeiten vom Arzt empfohlen:

Datum:

Uhrzeit	Blutdruck	Puls	Info

Blutzuckerwert vor und nach dem Essen

Uhrzeit	vor	nach	vor	nach	vor	nach	vor	nach	vor	nach	vor	nach
Insulin												

Umfänge	Gewicht	Fett/BMI/eig. Angaben

Hüfte/Bauch/Po

_____

_____

_____

Schmerzstärke:

Uhrzeit/Schmerzort/Medikamente

sonst. Beschwerden

Informationen:

Uhrzeit und Schmerzdauer:

Schmerzstärke:

keine- leichte- mäßige- starke- sehr starke- stärkste- Schmerzen

0
1
2
3
4
5
6
7
8
9
10

Datum:

Uhrzeit	Blutdruck	Puls	Info

Uhrzeit	Blutzuckerwert vor und nach dem Essen											
	vor	nach	vor	nach	vor	nach	vor	nach	vor	nach	vor	nach
Insulin												

Umfänge   Gewicht   Fett/BMI/eig. Angaben

Hüfte/Bauch/Po

_____

_____

_____

Schmerzstärke:

Uhrzeit/Schmerzort/Medikamente

sonst. Beschwerden

Informationen:

Uhrzeit und Schmerzdauer: Schmerzstärke:

0
1
2
3
4
5
6
7
8
9
10

keine- leichte- mäßige- starke- sehr starke- stärkste- Schmerzen

Datum:

Uhrzeit	Blutdruck	Puls	Info

Blutzuckerwert vor und nach dem Essen

Uhrzeit	vor	nach	vor	nach	vor	nach	vor	nach	vor	nach	vor	nach
Insulin												

Umfänge   Gewicht   Fett/BMI/eig. Angaben

Hüfte/Bauch/Po

Schmerzstärke:

Uhrzeit/Schmerzort/Medikamente

sonst. Beschwerden

Uhrzeit und Schmerzdauer: Schmerzstärke:

Schmerzstärke:

Informationen:

0 keine-
1
2 leichte-
3
4 mäßige-
5 starke-
6
7 sehr starke-
8
9 stärkste-
10 Schmerzen

Datum:

Uhrzeit	Blutdruck	Puls	Info

Blutzuckerwert vor und nach dem Essen

Uhrzeit	vor	nach	vor	nach	vor	nach	vor	nach	vor	nach	vor	nach
Insulin												

Umfänge   Gewicht   Fett/BMI/eig. Angaben

Hüfte/Bauch/Po

_____

_____

_____

⚡ ⚡ ⚡

Schmerzstärke:

Uhrzeit/Schmerzort/Medikamente

sonst. Beschwerden

Informationen:

Uhrzeit und Schmerzdauer: Schmerzstärke:

0
1
2
3
4
5
6
7
8
9
10

keine- leichte- mäßige- starke- sehr starke- stärkste- Schmerzen

Datum:

Uhrzeit	Blutdruck	Puls	Info

Uhrzeit	Blutzuckerwert vor und nach dem Essen											
	vor	nach	vor	nach	vor	nach	vor	nach	vor	nach	vor	nach
Insulin												

Umfänge   Gewicht   Fett/BMI/eig. Angaben

Hüfte/Bauch/Po

_____

_____

_____

Schmerzstärke:

Uhrzeit/Schmerzort/Medikamente

sonst. Beschwerden

Informationen:

Uhrzeit und Schmerzdauer: Schmerzstärke:

Schmerzstärke:

keine- leichte- mäßige- starke- sehr starke- stärkste- Schmerzen

0
1
2
3
4
5
6
7
8
9
10

Datum:

Uhrzeit	Blutdruck	Puls	Info

Blutzuckerwert vor und nach dem Essen

Uhrzeit	vor	nach	vor	nach	vor	nach	vor	nach	vor	nach	vor	nach
Insulin												

Umfänge	Gewicht	Fett/BMI/eig. Angaben

Hüfte/Bauch/Po

Schmerzstärke:

Uhrzeit/Schmerzort/Medikamente

sonst. Beschwerden

Uhrzeit und Schmerzdauer: Schmerzstärke:

Informationen:

0
1
2
3
4
5
6
7
8
9
10

keine- leichte- mäßige- starke- sehr starke- stärkste- Schmerzen

Datum:

Uhrzeit	Blutdruck	Puls	Info

Blutzuckerwert vor und nach dem Essen

Uhrzeit	vor	nach	vor	nach	vor	nach	vor	nach	vor	nach	vor	nach
Insulin												

Umfänge	Gewicht	Fett/BMI/eig. Angaben

Hüfte/Bauch/Po

_____

_____

_____

Schmerzstärke:

Uhrzeit/Schmerzort/Medikamente

sonst. Beschwerden

Informationen:

Uhrzeit und Schmerzdauer:

Schmerzstärke:

Schmerzstärke:

0
1
2
3
4
5
6
7
8
9
10

keine- leichte- mäßige- starke- sehr starke- stärkste- Schmerzen

Datum:

Uhrzeit	Blutdruck	Puls	Info

Blutzuckerwert vor und nach dem Essen

Uhrzeit	vor	nach	vor	nach	vor	nach	vor	nach	vor	nach	vor	nach
Insulin												

Umfänge   Gewicht   Fett/BMI/eig. Angaben

Hüfte/Bauch/Po

_____

_____

_____

Schmerzstärke:

Uhrzeit/Schmerzort/Medikamente

sonst. Beschwerden

Informationen:

Uhrzeit und Schmerzdauer: Schmerzstärke:

0 keine-
1
2 leichte-
3 mäßige-
4 starke-
5
6 sehr starke-
7 stärkste-
8
9 Schmerzen
10

Datum:

Uhrzeit	Blutdruck	Puls	Info

Uhrzeit	Blutzuckerwert vor und nach dem Essen											
	vor	nach	vor	nach	vor	nach	vor	nach	vor	nach	vor	nach
Insulin												

Umfänge	Gewicht	Fett/BMI/eig. Angaben

Hüfte/Bauch/Po

_____

_____

_____

Schmerzstärke:

Uhrzeit/Schmerzort/Medikamente

sonst. Beschwerden

Informationen:

Uhrzeit und Schmerzdauer:

Schmerzstärke:

Schmerzstärke:

0
1
2
3
4
5
6
7
8
9
10

keine- leichte- mäßige- starke- sehr starke- stärkste- Schmerzen

Datum:

Uhrzeit	Blutdruck	Puls	Info

Blutzuckerwert vor und nach dem Essen

Uhrzeit	vor	nach	vor	nach	vor	nach	vor	nach	vor	nach	vor	nach
Insulin												

Umfänge	Gewicht	Fett/BMI/eig. Angaben

Hüfte/Bauch/Po

_____

_____

_____

Schmerzstärke:

Uhrzeit/Schmerzort/Medikamente

sonst. Beschwerden

Uhrzeit und Schmerzdauer:

Schmerzstärke:

0
1
2
3
4
5
6
7
8
9
10

keine- leichte- mäßige- starke- sehr starke- stärkste- Schmerzen

Informationen:

Datum:

Uhrzeit	Blutdruck	Puls	Info

Blutzuckerwert vor und nach dem Essen

Uhrzeit	vor	nach	vor	nach	vor	nach	vor	nach	vor	nach	vor	nach
Insulin												

Umfänge	Gewicht	Fett/BMI/eig. Angaben

Hüfte/Bauch/Po

_____

_____

_____

Schmerzstärke:

Uhrzeit/Schmerzort/Medikamente

sonst. Beschwerden

Informationen:

Uhrzeit und Schmerzdauer:

Schmerzstärke:

0
1
2
3
4
5
6
7
8
9
10

keine- leichte- mäßige- starke- sehr starke- stärkste- Schmerzen

Datum:

Uhrzeit	Blutdruck	Puls	Info

Blutzuckerwert vor und nach dem Essen

Uhrzeit	vor	nach	vor	nach	vor	nach	vor	nach	vor	nach	vor	nach
Insulin												

Umfänge   Gewicht   Fett/BMI/eig. Angaben

Hüfte/Bauch/Po

_____

_____

_____

Schmerzstärke:

Uhrzeit/Schmerzort/Medikamente

sonst. Beschwerden

Informationen:

Uhrzeit und Schmerzdauer: **Schmerzstärke:**

0
1
2
3
4
5
6
7
8
9
10

keine- leichte- mäßige- starke- sehr starke- stärkste- Schmerzen

Datum:

Uhrzeit	Blutdruck	Puls	Info

Blutzuckerwert vor und nach dem Essen

Uhrzeit	vor	nach	vor	nach	vor	nach	vor	nach	vor	nach	vor	nach
Insulin												

Umfänge	Gewicht	Fett/BMI/eig. Angaben

Hüfte/Bauch/Po

Schmerzstärke:

Uhrzeit/Schmerzort/Medikamente

Uhrzeit und Schmerzdauer:

Schmerzstärke:

sonst. Beschwerden

Informationen:

keine- leichte- mäßige- starke- sehr starke- stärkste- Schmerzen

0
1
2
3
4
5
6
7
8
9
10

Datum:

Uhrzeit	Blutdruck	Puls	Info

Blutzuckerwert vor und nach dem Essen

Uhrzeit	vor	nach	vor	nach	vor	nach	vor	nach	vor	nach	vor	nach
Insulin												

Umfänge   Gewicht   Fett/BMI/eig. Angaben

Hüfte/Bauch/Po

_____

_____

_____

Schmerzstärke:

Uhrzeit/Schmerzort/Medikamente

Uhrzeit und Schmerzdauer: Schmerzstärke:

sonst. Beschwerden

Informationen:

0
1
2
3
4
5
6
7
8
9
10

keine- leichte- mäßige- starke- sehr starke- stärkste- Schmerzen

Datum:

Uhrzeit	Blutdruck	Puls	Info

Blutzuckerwert vor und nach dem Essen

Uhrzeit	vor	nach	vor	nach	vor	nach	vor	nach	vor	nach	vor	nach
Insulin												

Umfänge	Gewicht	Fett/BMI/eig. Angaben

Hüfte/Bauch/Po

Schmerzstärke:

Uhrzeit/Schmerzort/Medikamente

sonst. Beschwerden

Uhrzeit und Schmerzdauer: Schmerzstärke:

Informationen:

keine- leichte- mäßige- starke- sehr starke- stärkste- Schmerzen

0
1
2
3
4
5
6
7
8
9
10

Datum:

Uhrzeit	Blutdruck	Puls	Info

Blutzuckerwert vor und nach dem Essen													
Uhrzeit	vor	nach	vor	nach	vor	nach	vor	nach	vor	nach	vor	nach
Insulin													

Umfänge   Gewicht   Fett/BMI/eig. Angaben

Hüfte/Bauch/Po

_____

_____

_____

Schmerzstärke:

Uhrzeit/Schmerzort/Medikamente

sonst. Beschwerden

Informationen:

Uhrzeit und Schmerzdauer: Schmerzstärke:

keine- leichte- mäßige- starke- sehr starke- stärkste- Schmerzen

0
1
2
3
4
5
6
7
8
9
10

Datum:

Uhrzeit	Blutdruck	Puls	Info

Blutzuckerwert vor und nach dem Essen

Uhrzeit	vor	nach	vor	nach	vor	nach	vor	nach	vor	nach	vor	nach
Insulin												

Umfänge	Gewicht	Fett/BMI/eig. Angaben

Hüfte/Bauch/Po

_____

_____

_____

Schmerzstärke:

Uhrzeit/Schmerzort/Medikamente

sonst. Beschwerden

Informationen:

Uhrzeit und Schmerzdauer:

Schmerzstärke:

Schmerzstärke:

keine- leichte- mäßige- starke- sehr starke- stärkste- Schmerzen

0
1
2
3
4
5
6
7
8
9
10

Datum:

Uhrzeit	Blutdruck	Puls	Info

Blutzuckerwert vor und nach dem Essen

Uhrzeit	vor	nach	vor	nach	vor	nach	vor	nach	vor	nach	vor	nach
Insulin												

Umfänge	Gewicht	Fett/BMI/eig. Angaben

Hüfte/Bauch/Po

_____

_____

_____

Schmerzstärke:

Uhrzeit/Schmerzort/Medikamente

sonst. Beschwerden

Informationen:

Uhrzeit und Schmerzdauer:

Schmerzstärke:

0
1
2
3
4
5
6
7
8
9
10

keine- leichte- mäßige- starke- sehr starke- stärkste- Schmerzen

Datum:

Uhrzeit	Blutdruck	Puls	Info

	Blutzuckerwert vor und nach dem Essen											
Uhrzeit	vor	nach	vor	nach	vor	nach	vor	nach	vor	nach	vor	nach
Insulin												

Umfänge   Gewicht   Fett/BMI/eig. Angaben

Hüfte/Bauch/Po

_____

_____

_____

Schmerzstärke:

Uhrzeit/Schmerzort/Medikamente

sonst. Beschwerden

Informationen:

Uhrzeit und Schmerzdauer: Schmerzstärke:

Schmerzstärke:

0 keine-
1 leichte-
2 mäßige-
3 starke-
4
5 sehr starke-
6
7
8 stärkste-
9
10 Schmerzen

Datum:

Uhrzeit	Blutdruck	Puls	Info

Blutzuckerwert vor und nach dem Essen

Uhrzeit	vor	nach	vor	nach	vor	nach	vor	nach	vor	nach	vor	nach
Insulin												

Umfänge   Gewicht   Fett/BMI/eig. Angaben

Hüfte/Bauch/Po

_____

_____

_____

Schmerzstärke:

Uhrzeit/Schmerzort/Medikamente

sonst. Beschwerden

Uhrzeit und Schmerzdauer: Schmerzstärke:

Informationen:

0
1
2
3
4
5
6
7
8
9
10

keine- leichte- mäßige- starke- sehr starke- stärkste- Schmerzen

Datum:

Uhrzeit	Blutdruck	Puls	Info

Blutzuckerwert vor und nach dem Essen

Uhrzeit	vor	nach	vor	nach	vor	nach	vor	nach	vor	nach	vor	nach
Insulin												

Umfänge   Gewicht   Fett/BMI/eig. Angaben

Hüfte/Bauch/Po

_____

_____

_____

Schmerzstärke:

Uhrzeit/Schmerzort/Medikamente

sonst. Beschwerden

Uhrzeit und Schmerzdauer: Schmerzstärke:

Informationen:

keine- leichte- mäßige- starke- sehr starke- stärkste- Schmerzen

0
1
2
3
4
5
6
7
8
9
10

Datum:

Uhrzeit	Blutdruck	Puls	Info

Blutzuckerwert vor und nach dem Essen

Uhrzeit	vor	nach	vor	nach	vor	nach	vor	nach	vor	nach	vor	nach
Insulin												

Umfänge	Gewicht	Fett/BMI/eig. Angaben

Hüfte/Bauch/Po

Schmerzstärke:

Uhrzeit und Schmerzdauer:

Schmerzstärke:

Uhrzeit/Schmerzort/Medikamente

sonst. Beschwerden

Informationen:

0
1
2
3
4
5
6
7
8
9
10

keine- leichte- mäßige- starke- sehr starke- stärkste- Schmerzen

Datum:

Uhrzeit	Blutdruck	Puls	Info

	Blutzuckerwert vor und nach dem Essen												
Uhrzeit	vor	nach	vor	nach	vor	nach	vor	nach	vor	nach	vor	nach
Insulin												

Umfänge	Gewicht	Fett/BMI/eig. Angaben

Hüfte/Bauch/Po

_____

_____

_____

Schmerzstärke:

Uhrzeit/Schmerzort/Medikamente

sonst. Beschwerden

Informationen:

Uhrzeit und Schmerzdauer:

Schmerzstärke:

keine- leichte- mäßige- starke- sehr starke- stärkste- Schmerzen

0
1
2
3
4
5
6
7
8
9
10

Datum:

Uhrzeit	Blutdruck	Puls	Info

Blutzuckerwert vor und nach dem Essen

Uhrzeit	vor	nach	vor	nach	vor	nach	vor	nach	vor	nach	vor	nach
Insulin												

Umfänge	Gewicht	Fett/BMI/eig. Angaben

Hüfte/Bauch/Po

Schmerzstärke:

Uhrzeit/Schmerzort/Medikamente

sonst. Beschwerden

Uhrzeit und Schmerzdauer: Schmerzstärke:

Informationen:

0
1
2
3
4
5
6
7
8
9
10

keine- leichte- mäßige- starke- sehr starke- stärkste- Schmerzen

Datum:

Uhrzeit	Blutdruck	Puls	Info

Blutzuckerwert vor und nach dem Essen

Uhrzeit	vor	nach	vor	nach	vor	nach	vor	nach	vor	nach	vor	nach
Insulin												

Umfänge	Gewicht	Fett/BMI/eig. Angaben

Hüfte/Bauch/Po

_____

_____

_____

Schmerzstärke:

Uhrzeit/Schmerzort/Medikamente

Uhrzeit und Schmerzdauer:

Schmerzstärke:

sonst. Beschwerden

Informationen:

Schmerzstärke:

0
1
2
3
4
5
6
7
8
9
10

keine- leichte- mäßige- starke- sehr starke- stärkste- Schmerzen

Datum:

Uhrzeit	Blutdruck	Puls	Info

Blutzuckerwert vor und nach dem Essen

Uhrzeit	vor	nach	vor	nach	vor	nach	vor	nach	vor	nach	vor	nach
Insulin												

Umfänge	Gewicht	Fett/BMI/eig. Angaben

Hüfte/Bauch/Po

_____

_____

_____

Schmerzstärke:

Uhrzeit/Schmerzort/Medikamente

sonst. Beschwerden

Uhrzeit und Schmerzdauer:

Schmerzstärke:

Informationen:

0 — keine-
1 — leichte-
2 — mäßige-
3
4 — starke-
5
6 — sehr starke-
7
8 — stärkste-
9
10 — Schmerzen

Datum:

Uhrzeit	Blutdruck	Puls	Info

Blutzuckerwert vor und nach dem Essen												
Uhrzeit	vor	nach	vor	nach	vor	nach	vor	nach	vor	nach	vor	nach
Insulin												

Umfänge	Gewicht	Fett/BMI/eig. Angaben

Hüfte/Bauch/Po

Schmerzstärke:

Uhrzeit/Schmerzort/Medikamente

sonst. Beschwerden

Uhrzeit und Schmerzdauer:

Schmerzstärke:

Informationen:

0
1
2
3
4
5
6
7
8
9
10

keine- leichte- mäßige- starke- sehr starke- stärkste- Schmerzen

Datum:

Uhrzeit	Blutdruck	Puls	Info

Blutzuckerwert vor und nach dem Essen

Uhrzeit	vor	nach	vor	nach	vor	nach	vor	nach	vor	nach	vor	nach
Insulin												

Umfänge	Gewicht	Fett/BMI/eig. Angaben

Hüfte/Bauch/Po

Schmerzstärke:

Uhrzeit/Schmerzort/Medikamente

sonst. Beschwerden

Uhrzeit und Schmerzdauer:

Schmerzstärke:

Schmerzstärke:

0
1
2
3
4
5
6
7
8
9
10

keine- leichte- mäßige- starke- sehr starke- stärkste- Schmerzen

Informationen:

Datum:

Uhrzeit	Blutdruck	Puls	Info

Blutzuckerwert vor und nach dem Essen

Uhrzeit	vor	nach	vor	nach	vor	nach	vor	nach	vor	nach	vor	nach
Insulin												

Umfänge   Gewicht   Fett/BMI/eig. Angaben

Hüfte/Bauch/Po

_____

_____

_____

Schmerzstärke:

Uhrzeit/Schmerzort/Medikamente

Uhrzeit und Schmerzdauer: Schmerzstärke:

sonst. Beschwerden

Informationen:

0 keine-
1
2 leichte-
3 mäßige-
4
5 starke-
6
7 sehr starke-
8
9 stärkste-
10
Schmerzen

Datum:

Uhrzeit	Blutdruck	Puls	Info

Blutzuckerwert vor und nach dem Essen

Uhrzeit	vor	nach	vor	nach	vor	nach	vor	nach	vor	nach	vor	nach
Insulin												

Umfänge	Gewicht	Fett/BMI/eig. Angaben

Hüfte/Bauch/Po

Schmerzstärke:

Uhrzeit und Schmerzdauer:

Schmerzstärke:

Schmerzstärke:

Uhrzeit/Schmerzort/Medikamente

sonst. Beschwerden

Informationen:

0
1
2
3
4
5
6
7
8
9
10

keine- leichte- mäßige- starke- sehr starke- stärkste- Schmerzen

Datum:

Uhrzeit	Blutdruck	Puls	Info

Blutzuckerwert vor und nach dem Essen

Uhrzeit	vor	nach	vor	nach	vor	nach	vor	nach	vor	nach	vor	nach
Insulin												

Umfänge	Gewicht	Fett/BMI/eig. Angaben

Hüfte/Bauch/Po

_____

_____

_____

Schmerzstärke:

Uhrzeit/Schmerzort/Medikamente

sonst. Beschwerden

Informationen:

Uhrzeit und Schmerzdauer:

Schmerzstärke:

0
1
2
3
4
5
6
7
8
9
10

keine- leichte- mäßige- starke- sehr starke- stärkste- Schmerzen

Datum:

Uhrzeit	Blutdruck	Puls	Info

Blutzuckerwert vor und nach dem Essen													
Uhrzeit	vor	nach	vor	nach	vor	nach	vor	nach	vor	nach	vor	nach
Insulin												

Umfänge   Gewicht   Fett/BMI/eig. Angaben

Hüfte/Bauch/Po

_____

_____

_____

Schmerzstärke:

Uhrzeit/Schmerzort/Medikamente

sonst. Beschwerden

Informationen:

Uhrzeit und Schmerzdauer: Schmerzstärke:

0
1
2
3
4
5
6
7
8
9
10

keine- leichte- mäßige- starke- sehr starke- stärkste- Schmerzen

Datum:

Uhrzeit	Blutdruck	Puls	Info

Uhrzeit	Blutzuckerwert vor und nach dem Essen											
	vor	nach	vor	nach	vor	nach	vor	nach	vor	nach	vor	nach
Insulin												

Umfänge   Gewicht   Fett/BMI/eig. Angaben

Hüfte/Bauch/Po

_____

_____

_____

Schmerzstärke:

Uhrzeit/Schmerzort/Medikamente

sonst. Beschwerden

Informationen:

Uhrzeit und Schmerzdauer: Schmerzstärke:

keine- leichte- mäßige- starke- sehr starke- stärkste- Schmerzen

0
1
2
3
4
5
6
7
8
9
10

Datum:

Uhrzeit	Blutdruck	Puls	Info

Blutzuckerwert vor und nach dem Essen

Uhrzeit	vor	nach	vor	nach	vor	nach	vor	nach	vor	nach	vor	nach
Insulin												

Umfänge	Gewicht	Fett/BMI/eig. Angaben

Hüfte/Bauch/Po

_____

_____

_____

Schmerzstärke:

Uhrzeit/Schmerzort/Medikamente

sonst. Beschwerden

Informationen:

Uhrzeit und Schmerzdauer:

Schmerzstärke:

0
keine-
1
leichte-
2
3
mäßige-
4
5
starke- sehr starke-
6
7
8
stärkste- Schmerzen
9
10

Datum:

Uhrzeit	Blutdruck	Puls	Info

	Blutzuckerwert vor und nach dem Essen											
Uhrzeit	vor	nach	vor	nach	vor	nach	vor	nach	vor	nach	vor	nach
Insulin												

Umfänge	Gewicht	Fett/BMI/eig. Angaben

Hüfte/Bauch/Po

_____

_____

_____

Schmerzstärke:

Uhrzeit/Schmerzort/Medikamente

sonst. Beschwerden

Informationen:

Uhrzeit und Schmerzdauer: Schmerzstärke:

Schmerzstärke:

keine- leichte- mäßige- starke- sehr starke- stärkste- Schmerzen

0
1
2
3
4
5
6
7
8
9
10

Datum:

Uhrzeit	Blutdruck	Puls	Info

	Blutzuckerwert vor und nach dem Essen												
Uhrzeit	vor	nach	vor	nach	vor	nach	vor	nach	vor	nach	vor	nach
Insulin													

Umfänge　　　　Gewicht　　　　　Fett/BMI/eig. Angaben

Hüfte/Bauch/Po

_____

_____

_____

Schmerzstärke:

Uhrzeit/Schmerzort/Medikamente

sonst. Beschwerden

Informationen:

Uhrzeit und Schmerzdauer:　　　Schmerzstärke:

0
keine-
1
leichte-
2
mäßige-
3
4
starke-
5
6
sehr starke-
7
8
stärkste-
9
10
Schmerzen

Datum:

Uhrzeit	Blutdruck	Puls	Info

Blutzuckerwert vor und nach dem Essen

Uhrzeit	vor	nach	vor	nach	vor	nach	vor	nach	vor	nach	vor	nach
Insulin												

Umfänge	Gewicht	Fett/BMI/eig. Angaben

Hüfte/Bauch/Po

Schmerzstärke:

Uhrzeit/Schmerzort/Medikamente

sonst. Beschwerden

Informationen:

Uhrzeit und Schmerzdauer:

Schmerzstärke:

keine- leichte- mäßige- starke- sehr starke- stärkste- Schmerzen

0
1
2
3
4
5
6
7
8
9
10

Schmerzstärke:

Datum:

Uhrzeit	Blutdruck	Puls	Info

Blutzuckerwert vor und nach dem Essen

Uhrzeit	vor	nach	vor	nach	vor	nach	vor	nach	vor	nach	vor	nach
Insulin												

Umfänge	Gewicht	Fett/BMI/eig. Angaben

Hüfte/Bauch/Po

_____

_____

_____

Schmerzstärke:

Uhrzeit/Schmerzort/Medikamente

Uhrzeit und Schmerzdauer: Schmerzstärke:

sonst. Beschwerden

Informationen:

0 keine-
1 leichte-
2 mäßige-
3
4 starke-
5
6 sehr starke-
7
8 stärkste-
9
10 Schmerzen

Datum:

Uhrzeit	Blutdruck	Puls	Info

Uhrzeit	Blutzuckerwert vor und nach dem Essen											
	vor	nach	vor	nach	vor	nach	vor	nach	vor	nach	vor	nach
Insulin												

Umfänge	Gewicht	Fett/BMI/eig. Angaben

Hüfte/Bauch/Po

_____

_____

_____

Schmerzstärke:

Uhrzeit/Schmerzort/Medikamente

sonst. Beschwerden

Informationen:

Uhrzeit und Schmerzdauer:

Schmerzstärke:

0
1
2
3
4
5
6
7
8
9
10

keine- leichte- mäßige- starke- sehr starke- stärkste- Schmerzen

Datum:

Uhrzeit	Blutdruck	Puls	Info

Blutzuckerwert vor und nach dem Essen

Uhrzeit	vor	nach	vor	nach	vor	nach	vor	nach	vor	nach	vor	nach
Insulin												

Umfänge	Gewicht	Fett/BMI/eig. Angaben

Hüfte/Bauch/Po

Schmerzstärke:

Uhrzeit/Schmerzort/Medikamente

sonst. Beschwerden

Uhrzeit und Schmerzdauer: Schmerzstärke:

Schmerzstärke:

0
1
2
3
4
5
6
7
8
9
10

keine- leichte- mäßige- starke- sehr starke- stärkste- Schmerzen

Informationen:

Datum:

Uhrzeit	Blutdruck	Puls	Info

Blutzuckerwert vor und nach dem Essen

Uhrzeit	vor	nach	vor	nach	vor	nach	vor	nach	vor	nach	vor	nach
Insulin												

Umfänge   Gewicht   Fett/BMI/eig. Angaben

Hüfte/Bauch/Po

_____

_____

_____

Schmerzstärke:

Uhrzeit/Schmerzort/Medikamente

sonst. Beschwerden

Informationen:

Uhrzeit und Schmerzdauer: Schmerzstärke:

Schmerzstärke:

0
1
2
3
4
5
6
7
8
9
10

keine- leichte- mäßige- starke- sehr starke- stärkste- Schmerzen

Datum:

Uhrzeit	Blutdruck	Puls	Info

Blutzuckerwert vor und nach dem Essen

Uhrzeit	vor	nach	vor	nach	vor	nach	vor	nach	vor	nach	vor	nach
Insulin												

Umfänge	Gewicht	Fett/BMI/eig. Angaben

Hüfte/Bauch/Po

_____

_____

_____

Schmerzstärke:

Uhrzeit/Schmerzort/Medikamente

sonst. Beschwerden

Uhrzeit und Schmerzdauer:

Schmerzstärke:

Informationen:

0 keine-
1 leichte-
2 mäßige-
3
4 starke-
5
6 sehr starke-
7
8 stärkste-
9
10 Schmerzen

Datum:

Uhrzeit	Blutdruck	Puls	Info

Blutzuckerwert vor und nach dem Essen

Uhrzeit	vor	nach	vor	nach	vor	nach	vor	nach	vor	nach	vor	nach
Insulin												

Umfänge	Gewicht	Fett/BMI/eig. Angaben

Hüfte/Bauch/Po

_____

_____

_____

Schmerzstärke:

Uhrzeit/Schmerzort/Medikamente

sonst. Beschwerden

Uhrzeit und Schmerzdauer:

Schmerzstärke:

Informationen:

keine- leichte- mäßige- starke- sehr starke- stärkste- Schmerzen

0
1
2
3
4
5
6
7
8
9
10

Datum:

Uhrzeit	Blutdruck	Puls	Info

Blutzuckerwert vor und nach dem Essen

Uhrzeit	vor	nach	vor	nach	vor	nach	vor	nach	vor	nach	vor	nach
Insulin												

Umfänge	Gewicht	Fett/BMI/eig. Angaben

Hüfte/Bauch/Po

_____

_____

_____

Schmerzstärke:

Uhrzeit/Schmerzort/Medikamente

sonst. Beschwerden

Informationen:

Uhrzeit und Schmerzdauer:

Schmerzstärke:

0 keine-
1
2 leichte-
3 mäßige-
4 starke-
5
6 sehr starke-
7
8 stärkste-
9
10 Schmerzen

Datum:

Uhrzeit	Blutdruck	Puls	Info

Blutzuckerwert vor und nach dem Essen

Uhrzeit	vor	nach	vor	nach	vor	nach	vor	nach	vor	nach	vor	nach
Insulin												

Umfänge	Gewicht	Fett/BMI/eig. Angaben

Hüfte/Bauch/Po

_____

_____

_____

Schmerzstärke:

Uhrzeit/Schmerzort/Medikamente

sonst. Beschwerden

Informationen:

Uhrzeit und Schmerzdauer:

Schmerzstärke:

keine- leichte- mäßige- starke- sehr starke- stärkste- Schmerzen

0
1
2
3
4
5
6
7
8
9
10

Datum:

Uhrzeit	Blutdruck	Puls	Info

Blutzuckerwert vor und nach dem Essen

Uhrzeit	vor	nach	vor	nach	vor	nach	vor	nach	vor	nach	vor	nach
Insulin												

Umfänge   Gewicht   Fett/BMI/eig. Angaben

Hüfte/Bauch/Po

Schmerzstärke:

Uhrzeit und Schmerzdauer: Schmerzstärke:

Uhrzeit/Schmerzort/Medikamente

sonst. Beschwerden

Informationen:

0 1 2 3 4 5 6 7 8 9 10

keine- leichte- mäßige- starke- sehr starke- stärkste- Schmerzen

Datum:

Uhrzeit	Blutdruck	Puls	Info

Blutzuckerwert vor und nach dem Essen

Uhrzeit	vor	nach	vor	nach	vor	nach	vor	nach	vor	nach	vor	nach
Insulin												

Umfänge   Gewicht   Fett/BMI/eig. Angaben

Hüfte/Bauch/Po

_____

_____

_____   Schmerzstärke:

Uhrzeit/Schmerzort/Medikamente

Uhrzeit und Schmerzdauer: Schmerzstärke:

sonst. Beschwerden

Informationen:

keine- leichte- mäßige- starke- sehr starke- stärkste- Schmerzen

0
1
2
3
4
5
6
7
8
9
10

Datum:

Uhrzeit	Blutdruck	Puls	Info

Blutzuckerwert vor und nach dem Essen

Uhrzeit	vor	nach	vor	nach	vor	nach	vor	nach	vor	nach	vor	nach
Insulin												

Umfänge   Gewicht   Fett/BMI/eig. Angaben

Hüfte/Bauch/Po

Schmerzstärke:

Uhrzeit und Schmerzdauer:

Schmerzstärke:

Uhrzeit/Schmerzort/Medikamente

sonst. Beschwerden

Informationen:

keine- leichte- mäßige- starke- sehr starke- stärkste- Schmerzen

0 1 2 3 4 5 6 7 8 9 10

Datum:

Uhrzeit	Blutdruck	Puls	Info

Blutzuckerwert vor und nach dem Essen

Uhrzeit	vor	nach	vor	nach	vor	nach	vor	nach	vor	nach	vor	nach
Insulin												

Umfänge	Gewicht	Fett/BMI/eig. Angaben

Hüfte/Bauch/Po

_____

_____

_____

Schmerzstärke:

Uhrzeit/Schmerzort/Medikamente

sonst. Beschwerden

Informationen:

Uhrzeit und Schmerzdauer:

Schmerzstärke:

Schmerzstärke:

0 — keine-
1 — leichte-
2
3 — mäßige-
4
5 — starke-
6
7 — sehr starke-
8
9 — stärkste-
10 — Schmerzen

Datum:

Uhrzeit	Blutdruck	Puls	Info

Blutzuckerwert vor und nach dem Essen

Uhrzeit	vor	nach	vor	nach	vor	nach	vor	nach	vor	nach	vor	nach
Insulin												

Umfänge	Gewicht	Fett/BMI/eig. Angaben

Hüfte/Bauch/Po

_____

_____

_____

Schmerzstärke:

Uhrzeit/Schmerzort/Medikamente

sonst. Beschwerden

Uhrzeit und Schmerzdauer:

Schmerzstärke:

Informationen:

0 keine-
1 leichte-
2 mäßige-
3 starke-
4 sehr starke-
5
6
7 stärkste-
8
9
10 Schmerzen

Datum:

Uhrzeit	Blutdruck	Puls	Info

Blutzuckerwert vor und nach dem Essen

Uhrzeit	vor	nach	vor	nach	vor	nach	vor	nach	vor	nach	vor	nach
Insulin												

Umfänge	Gewicht	Fett/BMI/eig. Angaben

Hüfte/Bauch/Po

_____

_____

_____

Schmerzstärke:

Uhrzeit/Schmerzort/Medikamente

sonst. Beschwerden

Informationen:

Uhrzeit und Schmerzdauer:

Schmerzstärke:

Schmerzstärke:

0
0
1
keine- 2
leichte- 3
mäßige- 4
starke- 5
sehr starke- 6
stärkste- 7
8
9
10

Schmerzen

Datum:

Uhrzeit	Blutdruck	Puls	Info

Blutzuckerwert vor und nach dem Essen

Uhrzeit	vor	nach	vor	nach	vor	nach	vor	nach	vor	nach	vor	nach
Insulin												

Umfänge	Gewicht	Fett/BMI/eig. Angaben

Hüfte/Bauch/Po

Schmerzstärke:

Uhrzeit/Schmerzort/Medikamente

sonst. Beschwerden

Informationen:

Uhrzeit und Schmerzdauer:

Schmerzstärke:

0
1
2
3
4
5
6
7
8
9
10

keine- leichte- mäßige- starke- sehr starke- stärkste- Schmerzen

Datum:

Uhrzeit	Blutdruck	Puls	Info

Blutzuckerwert vor und nach dem Essen

Uhrzeit	vor	nach	vor	nach	vor	nach	vor	nach	vor	nach	vor	nach
Insulin												

Umfänge   Gewicht   Fett/BMI/eig. Angaben

Hüfte/Bauch/Po

Schmerzstärke:

Uhrzeit/Schmerzort/Medikamente

Uhrzeit und Schmerzdauer: Schmerzstärke:

Schmerzstärke:

sonst. Beschwerden

Informationen:

0
1
2
3
4
5
6
7
8
9
10

keine- leichte- mäßige- starke- sehr starke- stärkste- Schmerzen

Datum:

Uhrzeit	Blutdruck	Puls	Info

Blutzuckerwert vor und nach dem Essen

Uhrzeit	vor	nach	vor	nach	vor	nach	vor	nach	vor	nach	vor	nach
Insulin												

Umfänge	Gewicht	Fett/BMI/eig. Angaben

Hüfte/Bauch/Po

Schmerzstärke:

Uhrzeit/Schmerzort/Medikamente

sonst. Beschwerden

Informationen:

Uhrzeit und Schmerzdauer:

Schmerzstärke:

0 keine-
1 leichte-
2 mäßige-
3
4 starke-
5
6 sehr starke-
7
8 stärkste-
9
10 Schmerzen

Datum:

Uhrzeit	Blutdruck	Puls	Info

Blutzuckerwert vor und nach dem Essen

Uhrzeit	vor	nach	vor	nach	vor	nach	vor	nach	vor	nach	vor	nach
Insulin												

Umfänge	Gewicht	Fett/BMI/eig. Angaben

Hüfte/Bauch/Po

_____

_____

_____

Schmerzstärke:

Uhrzeit/Schmerzort/Medikamente

sonst. Beschwerden

Informationen:

Uhrzeit und Schmerzdauer: Schmerzstärke:

keine- leichte- mäßige- starke- sehr starke- stärkste- Schmerzen

0
1
2
3
4
5
6
7
8
9
10

Datum:

Uhrzeit	Blutdruck	Puls	Info

Blutzuckerwert vor und nach dem Essen

Uhrzeit	vor	nach	vor	nach	vor	nach	vor	nach	vor	nach	vor	nach
Insulin												

Umfänge   Gewicht   Fett/BMI/eig. Angaben

Hüfte/Bauch/Po

_____

_____

_____

Schmerzstärke:

Uhrzeit/Schmerzort/Medikamente

sonst. Beschwerden

Informationen:

Uhrzeit und Schmerzdauer: Schmerzstärke:

0
1
2
3
4
5
6
7
8
9
10

keine- leichte- mäßige- starke- sehr starke- stärkste- Schmerzen

Datum:

Uhrzeit	Blutdruck	Puls	Info

Uhrzeit	Blutzuckerwert vor und nach dem Essen											
	vor	nach	vor	nach	vor	nach	vor	nach	vor	nach	vor	nach
Insulin												

Umfänge	Gewicht	Fett/BMI/eig. Angaben

Hüfte/Bauch/Po

Schmerzstärke:

Uhrzeit/Schmerzort/Medikamente

sonst. Beschwerden

Informationen:

Uhrzeit und Schmerzdauer:

Schmerzstärke:

Schmerzstärke:

0
1
2
3
4
5
6
7
8
9
10

keine- leichte- mäßige- starke- sehr starke- stärkste- Schmerzen

Datum:

Uhrzeit	Blutdruck	Puls	Info

Blutzuckerwert vor und nach dem Essen

Uhrzeit	vor	nach	vor	nach	vor	nach	vor	nach	vor	nach	vor	nach
Insulin												

Umfänge   Gewicht   Fett/BMI/eig. Angaben

Hüfte/Bauch/Po

_____

_____   Schmerzstärke:

_____

Uhrzeit/Schmerzort/Medikamente

Uhrzeit und Schmerzdauer: Schmerzstärke:

sonst. Beschwerden

Informationen:

0 keine-
1
2 leichte-
3 mäßige-
4 starke-
5
6 sehr starke-
7
8 stärkste-
9
10 Schmerzen

Datum:

Uhrzeit	Blutdruck	Puls	Info

Blutzuckerwert vor und nach dem Essen

Uhrzeit	vor	nach	vor	nach	vor	nach	vor	nach	vor	nach	vor	nach
Insulin												

Umfänge   Gewicht   Fett/BMI/eig. Angaben

Hüfte/Bauch/Po

Schmerzstärke:

Schmerzstärke:

Uhrzeit/Schmerzort/Medikamente

Uhrzeit und Schmerzdauer: Schmerzstärke:

sonst. Beschwerden

Informationen:

0
1
2
3
4
5
6
7
8
9
10

keine- leichte- mäßige- starke- sehr starke- stärkste- Schmerzen

Datum:

Uhrzeit	Blutdruck	Puls	Info

Blutzuckerwert vor und nach dem Essen

Uhrzeit	vor	nach	vor	nach	vor	nach	vor	nach	vor	nach	vor	nach
Insulin												

Umfänge   Gewicht   Fett/BMI/eig. Angaben

Hüfte/Bauch/Po

_____

_____

_____

Schmerzstärke:

Uhrzeit/Schmerzort/Medikamente

sonst. Beschwerden

Informationen:

Uhrzeit und Schmerzdauer: Schmerzstärke:

0
keine-
1
leichte-
2
mäßige-
3
starke-
4
5
sehr starke-
6
7
stärkste-
8
9
Schmerzen
10

Datum:

Uhrzeit	Blutdruck	Puls	Info

Uhrzeit	Blutzuckerwert vor und nach dem Essen											
	vor	nach	vor	nach	vor	nach	vor	nach	vor	nach	vor	nach
Insulin												

Umfänge   Gewicht   Fett/BMI/eig. Angaben

Hüfte/Bauch/Po

_____

_____

_____

Schmerzstärke:

Uhrzeit/Schmerzort/Medikamente

sonst. Beschwerden

Informationen:

Uhrzeit und Schmerzdauer: Schmerzstärke:

Schmerzstärke:

0
1
2
3
4
5
6
7
8
9
10

keine- leichte- mäßige- starke- sehr starke- stärkste- Schmerzen

Datum:

Uhrzeit	Blutdruck	Puls	Info

Blutzuckerwert vor und nach dem Essen

Uhrzeit	vor	nach	vor	nach	vor	nach	vor	nach	vor	nach	vor	nach
Insulin												

Umfänge	Gewicht	Fett/BMI/eig. Angaben

Hüfte/Bauch/Po

Schmerzstärke:

Uhrzeit und Schmerzdauer:

Schmerzstärke:

Uhrzeit/Schmerzort/Medikamente

sonst. Beschwerden

Informationen:

0
1
2
3
4
5
6
7
8
9
10

keine- leichte- mäßige- starke- sehr starke- stärkste- Schmerzen

Datum:

Uhrzeit	Blutdruck	Puls	Info

Blutzuckerwert vor und nach dem Essen

Uhrzeit	vor	nach	vor	nach	vor	nach	vor	nach	vor	nach	vor	nach
Insulin												

Umfänge	Gewicht	Fett/BMI/eig. Angaben

Hüfte/Bauch/Po

_____

_____

_____

Schmerzstärke:

Uhrzeit/Schmerzort/Medikamente

sonst. Beschwerden

Informationen:

Uhrzeit und Schmerzdauer:

Schmerzstärke:

Schmerzstärke:

0 1 2 3 4 5 6 7 8 9 10

keine- leichte- mäßige- starke- sehr starke- stärkste- Schmerzen

Datum:

Uhrzeit	Blutdruck	Puls	Info

Blutzuckerwert vor und nach dem Essen

Uhrzeit	vor	nach	vor	nach	vor	nach	vor	nach	vor	nach	vor	nach
Insulin												

Umfänge   Gewicht   Fett/BMI/eig. Angaben

Hüfte/Bauch/Po

_____ ⚡ ⚡ ⚡

_____

_____   Schmerzstärke:

Uhrzeit/Schmerzort/Medikamente

Uhrzeit und Schmerzdauer: Schmerzstärke:

sonst. Beschwerden

Informationen:

0
1
2
3
4
5
6
7
8
9
10

keine- leichte- mäßige- starke- sehr starke- stärkste- Schmerzen

Datum:

Uhrzeit	Blutdruck	Puls	Info

Blutzuckerwert vor und nach dem Essen

Uhrzeit	vor	nach	vor	nach	vor	nach	vor	nach	vor	nach	vor	nach
Insulin												

Umfänge	Gewicht	Fett/BMI/eig. Angaben

Hüfte/Bauch/Po

Schmerzstärke:

Uhrzeit und Schmerzdauer:

Schmerzstärke:

Uhrzeit/Schmerzort/Medikamente

sonst. Beschwerden

Informationen:

0
1
2
3
4
5
6
7
8
9
10

keine- leichte- mäßige- starke- sehr starke- stärkste- Schmerzen

Datum:

Uhrzeit	Blutdruck	Puls	Info

Blutzuckerwert vor und nach dem Essen

Uhrzeit	vor	nach	vor	nach	vor	nach	vor	nach	vor	nach	vor	nach
Insulin												

Umfänge	Gewicht	Fett/BMI/eig. Angaben

Hüfte/Bauch/Po

_____

_____

_____

Schmerzstärke:

Uhrzeit/Schmerzort/Medikamente

sonst. Beschwerden

Informationen:

Uhrzeit und Schmerzdauer:

Schmerzstärke:

0
1
2
3
4
5
6
7
8
9
10

keine- leichte- mäßige- starke- sehr starke- stärkste- Schmerzen

Datum:

Uhrzeit	Blutdruck	Puls	Info

Blutzuckerwert vor und nach dem Essen

Uhrzeit	vor	nach	vor	nach	vor	nach	vor	nach	vor	nach	vor	nach
Insulin												

Umfänge	Gewicht	Fett/BMI/eig. Angaben

Hüfte/Bauch/Po

Schmerzstärke:

Uhrzeit/Schmerzort/Medikamente

sonst. Beschwerden

Informationen:

Uhrzeit und Schmerzdauer:

Schmerzstärke:

0
1
2
3
4
5
6
7
8
9
10

keine- leichte- mäßige- starke- sehr starke- stärkste- Schmerzen

Datum:

Uhrzeit	Blutdruck	Puls	Info

Blutzuckerwert vor und nach dem Essen

Uhrzeit	vor	nach	vor	nach	vor	nach	vor	nach	vor	nach	vor	nach
Insulin												

Umfänge   Gewicht   Fett/BMI/eig. Angaben

Hüfte/Bauch/Po
_____

_____

_____

Schmerzstärke:

Uhrzeit/Schmerzort/Medikamente

sonst. Beschwerden

Informationen:

Uhrzeit und Schmerzdauer: Schmerzstärke:

Schmerzstärke:

0
1
2
3
4
5
6
7
8
9
10

keine- leichte- mäßige- starke- sehr starke- stärkste- Schmerzen

Datum:

Uhrzeit	Blutdruck	Puls	Info

Uhrzeit	Blutzuckerwert vor und nach dem Essen											
	vor	nach	vor	nach	vor	nach	vor	nach	vor	nach	vor	nach
Insulin												

Umfänge	Gewicht	Fett/BMI/eig. Angaben

Hüfte/Bauch/Po

_____

_____

_____

Schmerzstärke:

Uhrzeit/Schmerzort/Medikamente

sonst. Beschwerden

Informationen:

Uhrzeit und Schmerzdauer:

Schmerzstärke:

Schmerzstärke:

0
1
2
3
4
5
6
7
8
9
10

keine- leichte- mäßige- starke- sehr starke- stärkste- Schmerzen

Datum:

Uhrzeit	Blutdruck	Puls	Info

Blutzuckerwert vor und nach dem Essen

Uhrzeit	vor	nach	vor	nach	vor	nach	vor	nach	vor	nach	vor	nach
Insulin												

Umfänge	Gewicht	Fett/BMI/eig. Angaben

Hüfte/Bauch/Po

Schmerzstärke:

Uhrzeit/Schmerzort/Medikamente

sonst. Beschwerden

Uhrzeit und Schmerzdauer: Schmerzstärke:

0 1 2 3 4 5 6 7 8 9 10

keine- leichte- mäßige- starke- sehr starke- stärkste- Schmerzen

Informationen:

Datum:

Uhrzeit	Blutdruck	Puls	Info

Blutzuckerwert vor und nach dem Essen

Uhrzeit	vor	nach	vor	nach	vor	nach	vor	nach	vor	nach	vor	nach
Insulin												

Umfänge   Gewicht   Fett/BMI/eig. Angaben

Hüfte/Bauch/Po

Schmerzstärke:

Uhrzeit/Schmerzort/Medikamente

sonst. Beschwerden

Informationen:

Uhrzeit und Schmerzdauer: Schmerzstärke:

Schmerzstärke:

0
1
2
3
4
5
6
7
8
9
10

keine- leichte- mäßige- starke- sehr starke- stärkste- Schmerzen

Datum:

Uhrzeit	Blutdruck	Puls	Info

Blutzuckerwert vor und nach dem Essen

Uhrzeit	vor	nach	vor	nach	vor	nach	vor	nach	vor	nach	vor	nach
Insulin												

Umfänge	Gewicht	Fett/BMI/eig. Angaben

Hüfte/Bauch/Po

Schmerzstärke:

Uhrzeit und Schmerzdauer:

Schmerzstärke:

Uhrzeit/Schmerzort/Medikamente

sonst. Beschwerden

Informationen:

0
1
2
3
4
5
6
7
8
9
10

keine- leichte- mäßige- starke- sehr starke- stärkste- Schmerzen

Datum:

Uhrzeit	Blutdruck	Puls	Info

Uhrzeit	Blutzuckerwert vor und nach dem Essen											
	vor	nach	vor	nach	vor	nach	vor	nach	vor	nach	vor	nach
Insulin												

Umfänge   Gewicht   Fett/BMI/eig. Angaben

Hüfte/Bauch/Po

Schmerzstärke:

Uhrzeit/Schmerzort/Medikamente

sonst. Beschwerden

Uhrzeit und Schmerzdauer: Schmerzstärke:

Informationen:

0
1
2
3
4
5
6
7
8
9
10

keine- leichte- mäßige- starke- sehr starke- stärkste- Schmerzen

Datum:

Uhrzeit	Blutdruck	Puls	Info

Blutzuckerwert vor und nach dem Essen

Uhrzeit	vor	nach	vor	nach	vor	nach	vor	nach	vor	nach	vor	nach
Insulin												

Umfänge	Gewicht	Fett/BMI/eig. Angaben

Hüfte/Bauch/Po

Schmerzstärke:

Uhrzeit/Schmerzort/Medikamente

sonst. Beschwerden

Informationen:

Uhrzeit und Schmerzdauer:

Schmerzstärke:

0
1
2
3
4
5
6
7
8
9
10

keine- leichte- mäßige- starke- sehr starke- stärkste- Schmerzen

Datum:

Uhrzeit	Blutdruck	Puls	Info

Blutzuckerwert vor und nach dem Essen

Uhrzeit	vor	nach	vor	nach	vor	nach	vor	nach	vor	nach	vor	nach
Insulin												

Umfänge   Gewicht   Fett/BMI/eig. Angaben

Hüfte/Bauch/Po

_____

_____

_____

Schmerzstärke:

Uhrzeit/Schmerzort/Medikamente

sonst. Beschwerden

Uhrzeit und Schmerzdauer: Schmerzstärke:

Informationen:

0
0
1 keine-
2 leichte-
3 mäßige-
4 starke-
5
6 sehr starke-
7
8 stärkste-
9
10 Schmerzen

Datum:

Uhrzeit	Blutdruck	Puls	Info

Blutzuckerwert vor und nach dem Essen

Uhrzeit	vor	nach	vor	nach	vor	nach	vor	nach	vor	nach	vor	nach
Insulin												

Umfänge   Gewicht   Fett/BMI/eig. Angaben

Hüfte/Bauch/Po

_____

_____

_____

Schmerzstärke:

Uhrzeit/Schmerzort/Medikamente

sonst. Beschwerden

Informationen:

Uhrzeit und Schmerzdauer: Schmerzstärke:

0 1 2 3 4 5 6 7 8 9 10

keine- leichte- mäßige- starke- sehr starke- stärkste- Schmerzen

Datum:

Uhrzeit	Blutdruck	Puls	Info

Blutzuckerwert vor und nach dem Essen

Uhrzeit	vor	nach	vor	nach	vor	nach	vor	nach	vor	nach	vor	nach
Insulin												

Umfänge	Gewicht	Fett/BMI/eig. Angaben

Hüfte/Bauch/Po

Schmerzstärke:

Uhrzeit/Schmerzort/Medikamente

sonst. Beschwerden

Informationen:

Uhrzeit und Schmerzdauer:

Schmerzstärke:

Schmerzstärke:

0 keine-
1
2 leichte-
3
4 mäßige-
5
6 starke- sehr starke-
7
8
9 stärkste- Schmerzen
10

Datum:

Uhrzeit	Blutdruck	Puls	Info

Blutzuckerwert vor und nach dem Essen

Uhrzeit	vor	nach	vor	nach	vor	nach	vor	nach	vor	nach	vor	nach
Insulin												

Umfänge	Gewicht	Fett/BMI/eig. Angaben

Hüfte/Bauch/Po

Schmerzstärke:

Uhrzeit/Schmerzort/Medikamente

sonst. Beschwerden

Uhrzeit und Schmerzdauer:

Schmerzstärke:

Informationen:

0
1
2
3
4
5
6
7
8
9
10

keine- leichte- mäßige- starke- sehr starke- stärkste- Schmerzen

Datum:

Uhrzeit	Blutdruck	Puls	Info

Blutzuckerwert vor und nach dem Essen

Uhrzeit	vor	nach	vor	nach	vor	nach	vor	nach	vor	nach	vor	nach
Insulin												

Umfänge   Gewicht   Fett/BMI/eig. Angaben

Hüfte/Bauch/Po

_____

_____

_____

Schmerzstärke:

Uhrzeit/Schmerzort/Medikamente

sonst. Beschwerden

Informationen:

Uhrzeit und Schmerzdauer: Schmerzstärke:

Schmerzstärke:

0
1
2
3
4
5
6
7
8
9
10

keine- leichte- mäßige- starke- sehr starke- stärkste- Schmerzen

Datum:

Uhrzeit	Blutdruck	Puls	Info

Blutzuckerwert vor und nach dem Essen

Uhrzeit	vor	nach	vor	nach	vor	nach	vor	nach	vor	nach	vor	nach
Insulin												

Umfänge   Gewicht   Fett/BMI/eig. Angaben

Hüfte/Bauch/Po

Schmerzstärke:

Uhrzeit/Schmerzort/Medikamente

sonst. Beschwerden

Uhrzeit und Schmerzdauer: Schmerzstärke:

Informationen:

0
1
2
3
4
5
6
7
8
9
10

keine- leichte- mäßige- starke- sehr starke- stärkste- Schmerzen

Datum:

Uhrzeit	Blutdruck	Puls	Info

Blutzuckerwert vor und nach dem Essen												
Uhrzeit	vor	nach	vor	nach	vor	nach	vor	nach	vor	nach	vor	nach
Insulin												

Umfänge   Gewicht   Fett/BMI/eig. Angaben

Hüfte/Bauch/Po

Schmerzstärke:

Uhrzeit und Schmerzdauer:

Schmerzstärke:

Uhrzeit/Schmerzort/Medikamente

sonst. Beschwerden

Informationen:

0
1
2
3
4
5
6
7
8
9
10

keine- leichte- mäßige- starke- sehr starke- stärkste- Schmerzen

Datum:

Uhrzeit	Blutdruck	Puls	Info

Uhrzeit	Blutzuckerwert vor und nach dem Essen											
	vor	nach	vor	nach	vor	nach	vor	nach	vor	nach	vor	nach
Insulin												

Umfänge   Gewicht   Fett/BMI/eig. Angaben
Hüfte/Bauch/Po

_____

_____

_____

Schmerzstärke:

Uhrzeit/Schmerzort/Medikamente

sonst. Beschwerden

Informationen:

Uhrzeit und Schmerzdauer: Schmerzstärke:

Schmerzstärke: 0 1 2 3 4 5 6 7 8 9 10

keine- leichte- mäßige- starke- sehr starke- stärkste- Schmerzen

Datum:

Uhrzeit	Blutdruck	Puls	Info

Blutzuckerwert vor und nach dem Essen

Uhrzeit	vor	nach	vor	nach	vor	nach	vor	nach	vor	nach	vor	nach
Insulin												

Umfänge	Gewicht	Fett/BMI/eig. Angaben

Hüfte/Bauch/Po

Schmerzstärke:

Uhrzeit/Schmerzort/Medikamente

sonst. Beschwerden

Uhrzeit und Schmerzdauer:

Schmerzstärke:

0 keine-
1 leichte-
2 mäßige-
3
4 starke-
5
6 sehr starke-
7
8 stärkste-
9
10 Schmerzen

Informationen:

Datum:

Uhrzeit	Blutdruck	Puls	Info

Blutzuckerwert vor und nach dem Essen

Uhrzeit	vor	nach	vor	nach	vor	nach	vor	nach	vor	nach	vor	nach
Insulin												

Umfänge   Gewicht   Fett/BMI/eig. Angaben

Hüfte/Bauch/Po

_____

_____

_____

Schmerzstärke:

Uhrzeit/Schmerzort/Medikamente

Uhrzeit und Schmerzdauer: Schmerzstärke:

sonst. Beschwerden

Informationen:

0
1
2
3
4
5
6
7
8
9
10

keine- leichte- mäßige- starke- sehr starke- stärkste- Schmerzen

Datum:

Uhrzeit	Blutdruck	Puls	Info

Blutzuckerwert vor und nach dem Essen

Uhrzeit	vor	nach	vor	nach	vor	nach	vor	nach	vor	nach	vor	nach
Insulin												

Umfänge	Gewicht	Fett/BMI/eig. Angaben

Hüfte/Bauch/Po

_____

_____

_____

Schmerzstärke:

Uhrzeit/Schmerzort/Medikamente

sonst. Beschwerden

Informationen:

Uhrzeit und Schmerzdauer:

Schmerzstärke:

Schmerzstärke:

0
0
1
2
3
4
5
6
7
8
9
10

keine- leichte- mäßige- starke- sehr starke- stärkste- Schmerzen

Datum:

Uhrzeit	Blutdruck	Puls	Info

Blutzuckerwert vor und nach dem Essen

Uhrzeit	vor	nach	vor	nach	vor	nach	vor	nach	vor	nach	vor	nach	vor	nach
Insulin														

Umfänge   Gewicht   Fett/BMI/eig. Angaben

Hüfte/Bauch/Po

_____

_____

_____

Schmerzstärke:

Uhrzeit/Schmerzort/Medikamente

sonst. Beschwerden

Informationen:

Uhrzeit und Schmerzdauer: **Schmerzstärke:**

Schmerzstärke:

0 keine-
1 leichte-
2
3 mäßige-
4
5 starke-
6 sehr starke-
7
8 stärkste-
9
10 Schmerzen

Datum:

Uhrzeit	Blutdruck	Puls	Info

Blutzuckerwert vor und nach dem Essen

Uhrzeit	vor	nach	vor	nach	vor	nach	vor	nach	vor	nach	vor	nach
Insulin												

Umfänge	Gewicht	Fett/BMI/eig. Angaben

Hüfte/Bauch/Po

_____

_____

_____

Schmerzstärke:

Uhrzeit/Schmerzort/Medikamente

sonst. Beschwerden

Informationen:

Uhrzeit und Schmerzdauer:

Schmerzstärke:

0 keine-
1 leichte-
2 mäßige-
3
4 starke-
5
6 sehr starke-
7
8 stärkste-
9
10 Schmerzen

Datum:

Uhrzeit	Blutdruck	Puls	Info

Blutzuckerwert vor und nach dem Essen

Uhrzeit	vor	nach	vor	nach	vor	nach	vor	nach	vor	nach	vor	nach
Insulin												

Umfänge   Gewicht   Fett/BMI/eig. Angaben

Hüfte/Bauch/Po

Schmerzstärke:

Uhrzeit/Schmerzort/Medikamente

Uhrzeit und Schmerzdauer:

Schmerzstärke:

sonst. Beschwerden

Informationen:

0 keine- 1 leichte- 2 mäßige- 3 starke- 4 sehr starke- 5 stärkste- 6 7 8 9 10 Schmerzen

Datum:

Uhrzeit	Blutdruck	Puls	Info

Blutzuckerwert vor und nach dem Essen

Uhrzeit	vor	nach	vor	nach	vor	nach	vor	nach	vor	nach	vor	nach
Insulin												

Umfänge   Gewicht   Fett/BMI/eig. Angaben

Hüfte/Bauch/Po

_____

_____

_____

Schmerzstärke:

Uhrzeit/Schmerzort/Medikamente

sonst. Beschwerden

Uhrzeit und Schmerzdauer: Schmerzstärke:

Schmerzstärke:

Informationen:

0
0
keine- leichte- mäßige- starke- sehr starke- stärkste- Schmerzen
1
2
3
4
5
6
7
8
9
10

Datum:

Uhrzeit	Blutdruck	Puls	Info

Uhrzeit	Blutzuckerwert vor und nach dem Essen												
	vor	nach	vor	nach	vor	nach	vor	nach	vor	nach	vor	nach
Insulin												

Umfänge   Gewicht   Fett/BMI/eig. Angaben

Hüfte/Bauch/Po

Schmerzstärke:

Uhrzeit/Schmerzort/Medikamente

sonst. Beschwerden

Informationen:

Uhrzeit und Schmerzdauer: Schmerzstärke:

Schmerzstärke:

0 keine-
1
2 leichte-
3
4 mäßige- starke- sehr starke- stärkste- Schmerzen
5
6
7
8
9
10

Datum:

Uhrzeit	Blutdruck	Puls	Info

Blutzuckerwert vor und nach dem Essen

Uhrzeit	vor	nach	vor	nach	vor	nach	vor	nach	vor	nach	vor	nach
Insulin												

Umfänge	Gewicht	Fett/BMI/eig. Angaben

Hüfte/Bauch/Po

_____

_____

_____

Schmerzstärke:

Uhrzeit/Schmerzort/Medikamente

sonst. Beschwerden

Informationen:

Uhrzeit und Schmerzdauer:

Schmerzstärke:

0
1
2
3
4
5
6
7
8
9
10

keine- leichte- mäßige- starke- sehr starke- stärkste- Schmerzen

Datum:

Uhrzeit	Blutdruck	Puls	Info

Blutzuckerwert vor und nach dem Essen

Uhrzeit	vor	nach	vor	nach	vor	nach	vor	nach	vor	nach	vor	nach
Insulin												

Umfänge	Gewicht	Fett/BMI/eig. Angaben

Hüfte/Bauch/Po

Schmerzstärke:

Uhrzeit/Schmerzort/Medikamente

sonst. Beschwerden

Uhrzeit und Schmerzdauer:

Schmerzstärke:

Informationen:

0
1
2
3
4
5
6
7
8
9
10

keine- leichte- mäßige- starke- sehr starke- stärkste- Schmerzen

Datum:

Uhrzeit	Blutdruck	Puls	Info

Blutzuckerwert vor und nach dem Essen

Uhrzeit	vor	nach	vor	nach	vor	nach	vor	nach	vor	nach	vor	nach
Insulin												

Umfänge	Gewicht	Fett/BMI/eig. Angaben

Hüfte/Bauch/Po

Schmerzstärke:

Uhrzeit/Schmerzort/Medikamente

sonst. Beschwerden

Informationen:

Uhrzeit und Schmerzdauer:

Schmerzstärke:

keine- leichte- mäßige- starke- sehr starke- stärkste- Schmerzen

0
1
2
3
4
5
6
7
8
9
10

Datum:

Uhrzeit	Blutdruck	Puls	Info

Blutzuckerwert vor und nach dem Essen

Uhrzeit	vor	nach	vor	nach	vor	nach	vor	nach	vor	nach	vor	nach
Insulin												

Umfänge   Gewicht   Fett/BMI/eig. Angaben

Hüfte/Bauch/Po

Schmerzstärke:

Uhrzeit/Schmerzort/Medikamente

sonst. Beschwerden

Informationen:

Uhrzeit und Schmerzdauer: Schmerzstärke:

0 keine-
1
2 leichte-
3 mäßige-
4
5 starke-
6 sehr starke-
7
8 stärkste-
9
10 Schmerzen

Datum:

Uhrzeit	Blutdruck	Puls	Info

Blutzuckerwert vor und nach dem Essen

Uhrzeit	vor	nach	vor	nach	vor	nach	vor	nach	vor	nach	vor	nach
Insulin												

Umfänge	Gewicht	Fett/BMI/eig. Angaben

Hüfte/Bauch/Po

Schmerzstärke:

Uhrzeit/Schmerzort/Medikamente

sonst. Beschwerden

Informationen:

Uhrzeit und Schmerzdauer:

Schmerzstärke:

0 keine-
1 leichte-
2 mäßige-
3
4 starke-
5
6 sehr starke-
7
8 stärkste-
9
10

Schmerzen

Datum:

Uhrzeit	Blutdruck	Puls	Info

Blutzuckerwert vor und nach dem Essen

Uhrzeit	vor	nach	vor	nach	vor	nach	vor	nach	vor	nach	vor	nach
Insulin												

Umfänge	Gewicht	Fett/BMI/eig. Angaben

Hüfte/Bauch/Po

Schmerzstärke:

Uhrzeit/Schmerzort/Medikamente

sonst. Beschwerden

Uhrzeit und Schmerzdauer:

Schmerzstärke:

Informationen:

0
1
2
3
4
5
6
7
8
9
10

keine- leichte- mäßige- starke- sehr starke- stärkste- Schmerzen